Nursing Today
ブックレット・14

#生理の貧困

◉目次

「生理の貧困」アンケート調査結果にみる現状とこれから　#みんなの生理（福井 みのり）——3
「生理の貧困」問題の可視化から見えてきたもの　ヒオカ——12
月経情報から知る女性の健康　吉沢 豊予子——27
「#生理の貧困」とSNS——日本で起きているバッシングを考える　田中 東子——37
タブー視されてきた「生理」が語られる時代に　田中 ひかる——47
a different perspective　生理の貧困を「僕たち」の問題にできるか　河野 真太郎——62
column　ユニ・チャーム発 企業向け研修プログラム「みんなの生理研修」——63

JN085831

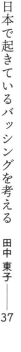

コロナ禍で生活困窮者が増加するなか、経済的理由で生理用品を購入できないことを訴えるハッシュタグ付きツイート「#生理の貧困」が話題となりました。この「生理の貧困」問題はSNSでの小さな声から始まり、すぐに問題意識をもつ人々の間に広がりました。そしてやがて、SNSを越えて行政等を巻き込み、ついには社会を動かしたのです。わずか半年ほどの間で、「生理の貧困」に対する何らかの取り組みを始めた地方自治体や団体はかなりの数にのぼります。

一方で、「スマホをもっているのに、たった数百円のナプキンが買えないなんておかしい」「女性優遇だ、逆差別だ」「そんな話題を口にするなんて、恥ずかしい」などというバッシングが、男性だけでなく、女性からも起こっています。

「生理の貧困」を経済的な問題として捉える人は多いですが、本当にそれだけなのでしょうか？　本書ではこの問題を、経済・社会学・医学・教育・ジェンダー・メディアなど様々な側面から考察しました。

（編集部）

「生理の貧困」アンケート調査結果にみる現状とこれから

#みんなの生理
福井みのり

ふくい・みのり◉#みんなの生理 共同代表

「#みんなの生理」は「生理用品を軽減税率対象に！」という署名キャンペーンをきっかけに生まれた団体です。「すべての人の生理に関するニーズが満たされ、誰もが『自分らしく』暮らせる社会」を目指し、二〇二〇年に活動を開始しました。現在は「生理用品を軽減税率対象に！」「学校のトイレに生理用品を！」という二つの署名活動を実施しているほか、オンラインカフェの開催、学校への生理用品設置を目指して活動をする学生たちのオンラインコミュニティの運営などを行っています。

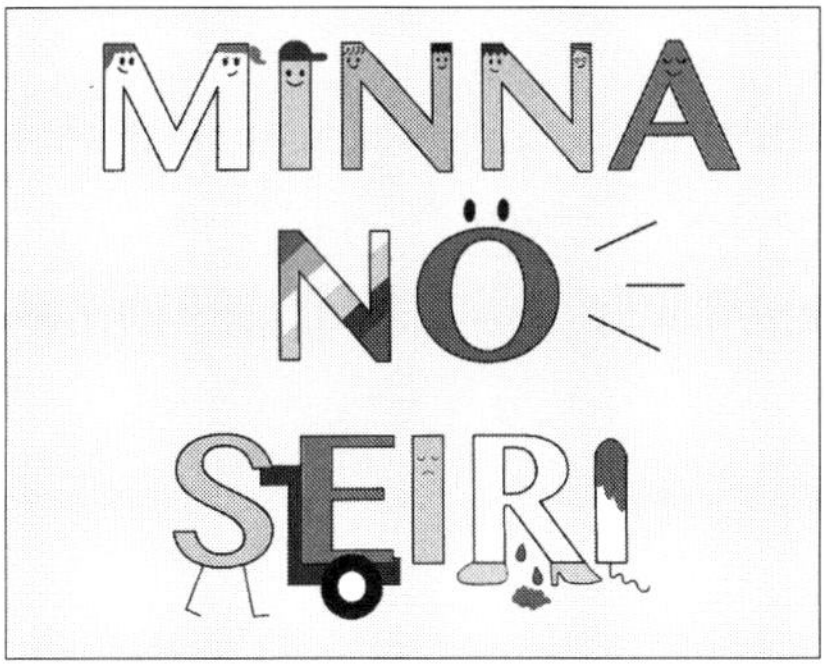

「# みんなの生理」ホームページ
https://minnanoseiri.wixsite.com/website
活動内容や要望書、アンケート調査結果、記者会見動画などを掲載している。

生理を経験するあらゆる人の声を大事にしながら、社会全体で生理のある人が生きやすい社会について考えていきたいという想いをもって活動しています。

海外における「生理の貧困」の実情と対応

私たちが団体の設立当初から取り組んでいる課題の一つが、「生理の貧困（Period Poverty）」という課題です。「生理の貧困」とは、「生理用品や衛生設備など生理を衛生的に迎えるための物理的環境および生理に関する教育に十分にアクセスできない状態のこと[1]」を指します。日本ではあまり認知されていなかった課題ですが、諸外国ではこれまでにも実情が明らかにされ、様々な対応がされてきました。

イギリスでは、二〇一七年に十四歳から二十一歳の生理のある人を対象として実施した調査で、十人に一人が生理用品を買えなかったことがあると回答しました[2]。また、二〇二〇年の調査では、新型コロナウイルスの影響によるロックダウン下で、十人に三人が生理用品を購入・入手することができなかったという結果が出ています[3]。この調査結果も後押しし、イギリスでは二〇二一年一月に生理用品への課税が撤廃されました[4]。スコットランドでは二〇二〇年に、生理用品を必要とするすべての人に無料で生理用品を提供することが決定されました。アメリカの一部の州では、学校での生理用品の無料提供が実施されています[5]。韓国では、二〇一六年に生理用品を購入できずに靴の中敷などを使用している学生たちの存在が話題になったことをきっかけに、所得や年齢など一定の条件に該当する人へのバウチャーの支給を開始しています[6・7]。

「生理の貧困」アンケート調査結果

私たちは日本にも同様の状態があるのではないかと推測し、日本における若者の生理用品の入手状況、生理による機会損失の現状を明らかにするために「日本の若者の生理に関するアンケート調査*」を実施することにしました。「日本国内の高校、短期大学、四年制大学、大学院、専門・専修学校などに在籍している方で、過去一年間で生理を経験した方」を対象にオンラインで回答を呼びかけ、二〇二一年二月一七日から五月七日までに七七三件の有効回答を得ました。

過去一年間での経験についてたずねた本調査の結果、回答者のうち約五人に一人（19・8％）が、何かを我慢して代わりに生理用品を購入するなど、生理用品を買うのに苦労した経験があることが明らかになりました。また、金銭的な理由によって生理用品を交換する頻度を減らしたことがあると回答した人が36・5％、金銭的な理由によってトイレットペーパーやティッシュペーパーなど、生理用品以外のものを使ったことがあると回答した人が26・2％でした（**図**）。生理に関する困りごとについて自由記述での回答を求めた質問にも、生理用品の経済的負担が大きいと感じている人々の声が寄せられました。

＊「日本の若者の生理に関するアンケート調査」の内容と最終結果は「# みんなの生理」のホームページから閲覧できる（トップページ / #News / メニュー右の検索窓に「日本の若者の生理に関するアンケート調査」と入力）

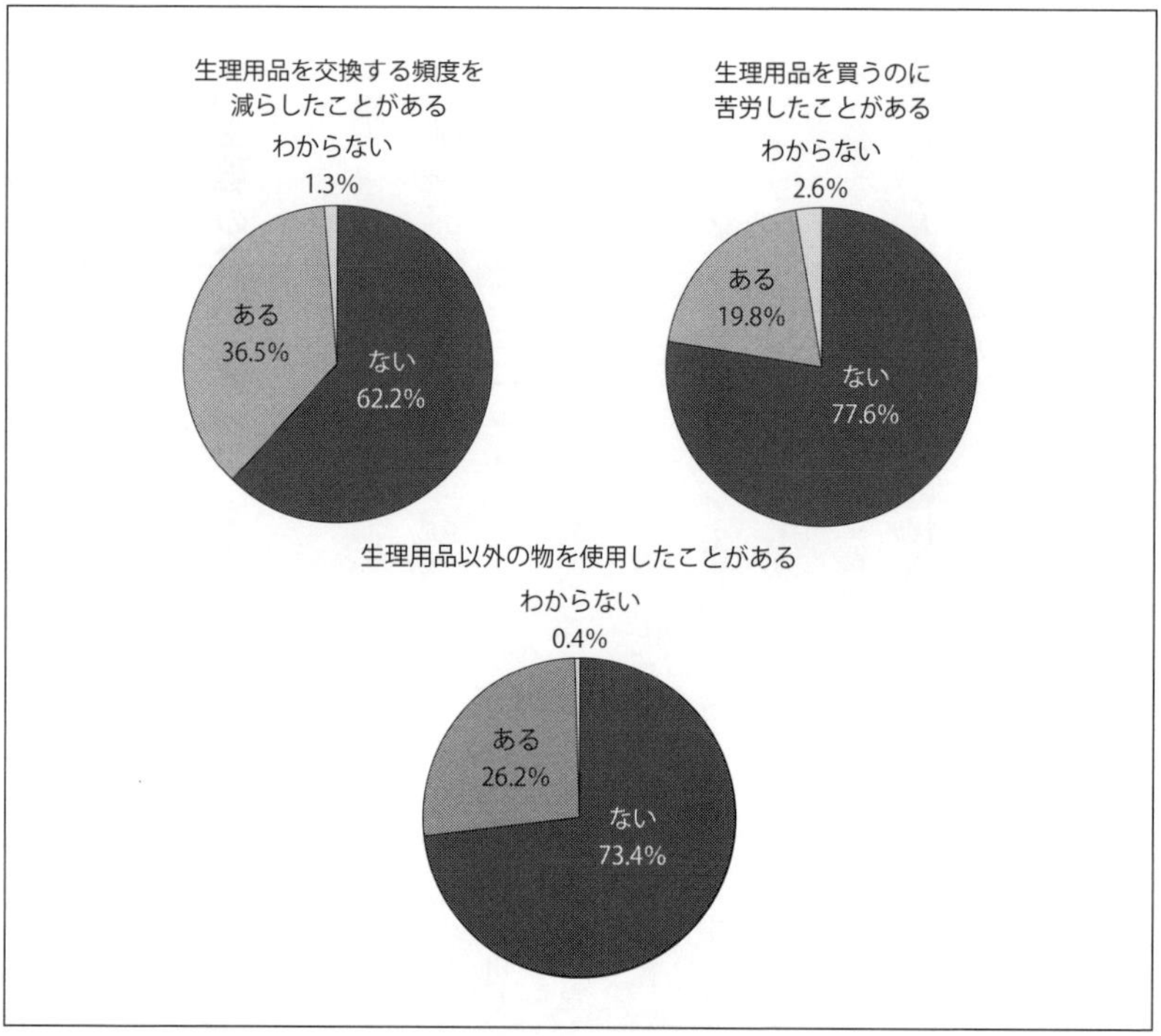

図　「日本の若者の生理に関するアンケート調査」結果

　また、生理が学校活動等への参加に影響していることも明らかとなりました。過去一年間での生理の学校活動等への影響をたずねたところ、約50％の人が、生理が原因で学校を欠席・遅刻・早退した経験や、部活や体育など運動を含む活動を休んだ経験があると回答しました。その理由として、約80％の回答者が「生理痛など生理による体調不良」をあげました。生理による体調不良を軽減するためには低用量ピルの服用が有効だとされています。しかし、自由記述回答から明らかとなったのは、低用量ピルを入手することが難しいと感じている人が少なからず存在するということでした。その理由として、経済的な負担や低用量ピルに関する理解不足、偏見などがあげられました。

生理に関する困りごとについてたずねた質問への回答からは、生理のタブー視の存在や、生理に関する情報不足による困難さを感じていることが明らかとなりました。生理がタブー視されているため、体調不良などの生理に関する悩みについて相談しづらいことや、情報や知識の不足により薬の使用や医療機関への受診が必要かどうか判断できないという声が寄せられました。経済的理由に加えて、タブー視や情報不足が適切なケアへのアクセスを妨げている状況があると考えられます。

「生理の貧困」の認知は広がったけれども……

二〇二一年三月にこの調査の中間結果を報告して以来、「生理の貧困」という言葉が日本でも広く認知されるようになり、自治体による生理用品の無料配布、東京都立学校への生理用品設置の開始などの動きがみられました。さらに六月に内閣府男女共同参画局が発表した「女性活躍・男女共同参画の重点方針二〇二一」には、『生理の貧困』への支援」という項目が盛り込まれました[8]。このように対応が進められていくなか、その認識や内容への懸念もあります。

男女共同参画局が発表した重点方針では、「生理の貧困」が「経済的な理由で生理用品を購入できない女性や女の子がいる」と説明されています。これは、「生理用品や衛生設備など生理を衛生的に迎えるための物理的環境及び生理に関する教育に十分にアクセスできない状態のこと[9]」という捉え方と比較すると限定的であり、これまでに社会の中で不可視化されてきた存在やニーズが、さらに不可視化されてしまう恐れがあります。例えば、経済的な理由のみが「生理の貧困」の引き金だと捉えることで、その他の理由で生理用品や生理における情報、ケアなどにアクセスできない人々の存在やニーズが見逃されてしまうかもしれません。今回の調査では、家庭の状況によって生理用品を買ってほしいと言えなかった、生理に関して話しづらい雰囲気があるので相談ができなかったなど、経済的要因にとどまらない様々な理由があげられました。また、生理を経験する人は女性だけであるという前提に立っていることで、ジェンダーアイデンティティが女性ではない生理を経験する人々のニーズは不可視化されています。本格的に課題の解決に向けた取り組みを開始するにあたって、改めて「生理の貧困」を捉え直すことが必要かもしれません。

継続的かつプライバシーが配慮された支援に向けて

さらに、生理用品の提供方法に関する懸念もあります。これまでにも生理用品の無料配布が窓口配布の形式をとっているケースが多く見られ、今後もそれが続いていくことが考えられます。さらなる支援につなげ、背景にある困りごとにアプローチすることは重要ですが、「生理について誰にも相談することができなかった」というような声もあるなか、他人に申し出なければ生理用品を入手することができないという状況は、十分に配慮がなされているとはいえません。どのような理由であっても、誰かに開示することを強いられることなく生理用品を入手できることが望ましいでしょう。

そして、このような取り組みの多くがコロナ対策の一環とされているため、一過性の取り組みになりかねないという懸念もあります。「生理の貧困」は、決してコロナ禍に限った問題ではありません。日本の状況についてのコロナ禍以前のデータは存在しないようですが、「#みんなの生理」が二〇二〇年一〇月にオンライン上で実施した「生理の経済的負担についてのアンケート」に寄せられた声のなかには、「自身が子どもの頃に生理用品を買ってもらうのに苦労した」「収入が少なかった頃には、生理用品の経済的負担がきつかった」というような過去の経験談が寄せられていました。これは、パンデミック以前から日本でも、生理用品を入手できない状況が存在してきたことを示しています。一時的に生理用品を配布するなどの対応で終わってしまうのではなく、継続的に取り組んでいかなければ、根本的な解決にはつながらないと考えられます。

二〇二一年七月に私たちが実施した記者会見では、このような懸念を踏まえ、生理用品の軽減税率対象化や学校のトイレへの無償設置を提案しました。これらは継続的かつプライバシーが守られた形で、生理用品へのアクセスを改善できる方法だと考えています。また、現状をより正確に把握したうえでの対応を進めていくには、より対象を広げた調査も必要です。その際には、「生理の貧困」が経済的要因のみによって引き起こされるわけではないこと、生理を経験する人が必ずしも「女性」

というアイデンティティをもつわけではないことなどを念頭においた、より包括的な調査を実施することが望ましいでしょう。

現時点では私たちは生理用品へのアクセスという面に重点的に取り組んでいますが、生理に関する課題はそれだけではありません。生理に関するケアや情報へのアクセスも改善されなければなりませんし、生理へのタブー視に起因する「相談できない」という状況も改善されなければなりません。そのためには、「生理の貧困」という状況を生み出してしまっている社会構造にも目を向けなければなりません。そう考えていくと、「#みんなの生理」が目指している「すべての人の生理に関するニーズが満たされ、誰もが『自分らしく』暮らせる社会」は、途方もなく遠いもののようにも思えてしまいます。しかし、変化の波はすでに生まれています。全国各地で声をあげ、動き始めている人々がいます。この波を一時的なものとして終わらせてしまわず、みんなで声を上げ続けていくことで、生理を取り巻く現状は変えていくことができると信じています。

〈引用文献〉

1 Alexandra Alvarez：Period Poverty, American Medical Women's Association. https://www.amwa-doc.org/period-poverty/（二〇二一年九月七日閲覧）
2 Plan International UK：3 in 10 Girls Struggle to Afford or Access Sanitary Wear During Lockdown, 6 May, 2020. https://plan-uk.org/period-poverty-in-lockdown（二〇二一年九月七日閲覧）

3　Plan International UK：1 in 10 Girls Have Been Unable to Afford Sanitary Wear, Survey Finds, 13 October, 2017. https://plan-uk.org/media-centre/1-in-10-girls-have-been-unable-to-afford-sanitary-wear-survey-finds（二〇二一年九月七日閲覧）

4　U.K. Eliminates Tax on Tampons and Other Sanitary Products, The New York Times, Jan 1, 2021. https://www.nytimes.com/2021/01/01/world/europe/tampon-tax-uk.html（二〇二一年九月七日閲覧）

5　クレア・ダイヤモンド：生理用品、あらゆる人に無料提供へ 英スコットランドで世界初、ＢＢＣスコットランド・ニュース、二〇二〇年一一月二五日．https://www.bbc.com/japanese/55068287（二〇二一年九月七日閲覧）

6　생리대 살 돈 없어 신발 깔창, 휴지로 버텨내는 소녀들의 눈물（生理用ナプキンを買うお金がなく靴の中敷、トイレットペーパーで耐え抜く少女たちの涙）、国民日報、二〇一六年五月二六日．http://news.kmib.co.kr/article/view.asp?arcid=0010647728（二〇二一年九月六日閲覧）

7　Ministry of Gender Equality and Family：A One-Time Application Provides Teenagers with Continuous Support for Sanitary Pads, April 19, 2019. http://www.mogef.go.kr/eng/pr/eng_pr_s101d.do?mid=eng001（二〇二一年九月六日閲覧）

8　内閣府男女共同参画局：女性活躍・男女共同参画の重点方針二〇二一．https://www.gender.go.jp/policy/sokushin/pdf/sokushin/jyuten2021_honbun.pdf（二〇二一年九月六日閲覧）

9　前掲1

「生理の貧困」問題の可視化から見えてきたもの

ヒオカ
ひおか◉ライター

二〇二一年三月、任意団体「#みんなの生理」が日本における生理の貧困の実態調査の結果を発表し、大きな話題となりました。これを起点として、メディアが生理の貧困を一斉に報じ、その後も様々な媒体で取り上げられ、日本の生理の貧困をめぐる議論が加速していきました。海外ですでに問題視されていたPeriod Povertyが、日本にもあることが可視化されたのです。

私は二〇二一年二月より、生理の貧困の当事者の取材を始めました。それからこの問題を追い始め、様々な媒体で継続的に発信を続けています。当事者の声を拾い続けながら感じることは、生理の貧困は「ただお金がなくてナプキンを買えない人がいる」という問題ではなく、とても複雑なものだということです。

本稿では、取材を続け、また世の中の反応、生理の貧困解消の動きを見ながら感じたことを中心に、生理の貧困とはどのような問題なのかを深掘りしていきます。

「生理の貧困」は経済的な理由が原因なのか

まず、一般的に生理の貧困とは、「経済的な理由でナプキンやタンポンなどの生理用品が手に入らないこと」を指します。メディアでもこの定義が全面的に押し出されています。しかし、私はこの定義では不十分だと感じています。

当事者を取材するなかで、様々なケースと出会いましたが、生理用品を手に入れられない理由は複雑多様で、かつ時に二つ以上の要因が重なった複合的なものだということがわかってきました。例えば、父子家庭で父親に「ナプキンを買って」と言えなかった、という人がいます。その人の家庭は決して貧しいわけではありません。しかし現実問題として、生理用品が手に入らないのです。また、ナプキンは買えたけれど、生理痛がひどいのに鎮痛剤が買えなかった、婦人科を受診できなかった、という人も多くいます。〈生理〉の貧困、というからには、生理用品が手に入らないことだけでなく、生理に付随して生じる必要なケアにアクセスできないことも、広義の意味で問題として認識される必要があると思うのです。こう考えたときに、「生理の貧困」とは、「様々な理由で、生理用品や、生理による不快さを解消する方法にアクセスできないこと」だと再定義する必要があるでしょう。

生理の貧困の報道が増えてくると、「生理の貧困という言葉に違和感を感じる」という声が多く聞かれるようになりました。そもそも、「貧困」という単語は、経済的困窮だけを指すものではありません。「知識の貧困」「心の貧困」という言葉があるように、「大切なものが欠けていること」を指す言葉でもあります。ですから、現在認識されている、経済的な理由によって生理用品が買えないという事象は、生理の貧困の一部分であるといえるのではないでしょうか。

「生理の貧困」に陥った人がとっている対処方法

では、生理の貧困に陥った人たちは、どのように対処しているのでしょうか。話を聞くなかで多かったのは、トイレットペーパーで代用するというものです。しかし、当然ズレたり、肌に張りついたりして不快さがあり、また吸水性も弱いため、経血量が多いとすぐに漏れてしまいます。

また、ティッシュペーパーやキッチンペーパーという代用法も聞きますが、これも同じくズレやすいです。また、キッチンペーパーは、吸水性は少し上がるものの、ゴワゴワして肌と擦れてしまうといいます。なかにはタオルや布で代用するという人もいましたが、ボトムスのラインに響くそうで、「ばれないかヒヤヒヤした」という声も聞かれました。

一方、広義の生理の貧困としては、寝込むほどの生理痛でも薬が手に入らず、学校を休まざるをえなかった、無月経でも放置し続けた、などの事例がありました。

このように、生理の貧困は日常生活に甚大な影響を与えるものです。そして、不衛生な状態は感染症のリスクも伴います。生理中はただでさえホルモンバランスの乱れから、精神的に不安定になったり、身体の様々な不調も起きます。そのようななか、生理用品を手に入れられない生活は、とても健康で文化的な最低限度の生活が保障された状態とはいえないでしょう。学業や仕事はもちろん、時に日常生活にさえ支障が出てしまうのです。

なぜ「生理の貧困」に陥ってしまうのか

当事者を取材するなかで見えてきた生理の貧困の要因を分類すると、以下のようになります。

1　経済的困窮
2　ネグレクトや虐待、生理ヘイト
3　父子家庭で生理用品が用意されず、必要だとも言い出せない環境
4　性教育の不足、知識不足

順番に解説していきます。

1 経済的困窮

これは、多くの人が想像しているように、経済的な余裕のなさから生理用品を十分に買うことができない状態です。ここで、世間では「ナプキンは三百円ほどで買える。買えないのはありえない」という声も聞こえてきます。

しかし実際、生理用品といっても、必要なものには個人差があります。例えば、肌が弱くかぶれやすいため、オーガニックコットンなどの割高なものでないといけないという人もいますし、経血量が多かったり、仕事柄長時間トイレにいけないため、日中でも夜用ナプキンや、ショーツ型のナプキンが必要な人もいるのです。それによって一回の生理で必要な生理用品にかかる必要な金額は変わってきます。

生理があることで避けられない出費は、十代前半で初潮を迎えてから五十代で閉経するまで、毎月継続的に発生するというのも大きなポイントです。光熱費や家賃のような「固定費」であり、生理があることで強制的に加入させられるサブスクのようなものです。よく、「服や化粧品は買えて、生理用品は買えないのか」という意見がありますが、一度買えば長く使えるものと比較すること自体おかしいと思います。

また、生理の貧困の側面として、「見えない」部分への出費が後回しになりがちな心理があります。経済的困窮から生活全体が圧迫されるなか、どこかを削る必要があるときに、真っ先に生理用品が対象になってしまうのです。「周りからはわからないし、少ない枚数でもたせたらお金が浮く」という思いで、不衛生とわかりつつ、通常二〜三時間で交換が必要なところを、ナプキンが真っ赤になっても、一枚で半日もたせたり、なかには丸一日、それ以上もたせていた、という人もいます。生理の貧困は、決して数百円の余裕もないという問題ではありません。

広義の生理の貧困に焦点を当てると、さらに多くの出費があります。ピルがないと日常生活がままならない人もいますし、鎮痛剤や貧血の薬、漢方やカイロ、ハーブティーやサニタリーショーツなど、必要なものは様々でしょう。これらは、人によっては「あれば快適」というレベルではなく、生理とともに日常を送るためになくてはならないものなのです。実際、筆者自身、生理痛がとても重く、市販の薬が効かずに婦人科に駆け込んだことが何度かあります。いくら薬が保険適応内とはいえ、初診料もかかります。また、二年間の無月経も経験しましたが、経済的に困窮しておりピルには手が出せませんでした。その検査や、月経を誘発する注射などでまた費用がかかりました。

生理は生理用品さえあれば乗りきれるものではなく、必要な出費も個人によってまったく異なるということも、もっと認識されるべきでしょう。

2 ネグレクトや虐待、生理ヘイト

取材するなかで出会ったのは、母親が家にあまり帰らず、ネグレクト状態にあり、生理用品やサニタリーショーツなど、身の回りの世話をしてもらえなかったという事例です。例えば、食事は与えなかったら生命にかかわるから、最低限は与えます。しかし、生理用品や生理用の下着類は、与えなくても周囲からはわかりづらく、かつ生命の維持には影響がありません。そこで、初潮を迎えた娘に生理用品を買い与えない、という親がいるのです。当事者は、トイレットペーパーをぐるぐる巻きにしたり、キッチンペーパーなどで代用し、日常生活に支障が出ないように必死だったといいます。

また、娘の第二次性徴に嫌悪感を抱く母親の例も、少なからず存在します。「初潮が来たと知られると嫌な顔をされた」「ふしだらとののしられた」など、にわかには信じがたい事例が当事者から寄せられています。そういった母親は、下着類や生理用品を買い与えることを渋ったり、娘に求められても拒否します。「母親ならば、娘に生理が来たら当然対応するはず」という常識が通らないケースも存在するのです。こうした場合、当事者が周囲に相談しづらい状況にあることは容易に想像がつきます。

3 父子家庭で生理用品が用意されず、必要だとも言い出せない環境

取材するなかで、父子家庭、かつ男兄弟しかおらず、生理用品を用意してもらえなかったという当事者に出会いました。父親に言い出せず、食事代としてもらったお金からナプキン代を捻出していたそうです。家にサニタリーボックスもなく、ナプキンの処理にも困ったといいます。

思春期の子どもが異性の親に生理のことを言い出しにくいのは当然です。しかし、父子家庭で生理用品を買ってもらえないケースを聞くたびに、男性も生理について最低限の知識や理解があれば、

娘がいれば生理用品を用意するという発想はもてたはずだ、とも思うのです。

性教育のなかで、生理の話は男女別で行われます。そしてその後もこの問題はタブー視され続け、男性は生理というものを正しく認識しないまま過ごしてしまう場合があります。生理がない人も、生理がある人と仕事をし、家庭生活をすることも多いです。生理に関する最低限の知識を、生理のない人も身につける必要があると強く感じます。

また、前述の「2　ネグレクトや虐待、生理ヘイト」の場合と同様、家族からの無理解による生理の貧困には、生理用品やショーツの扱いに困る、という共通の問題があります。生理の貧困の当事者は、生理用品や生理用ショーツを手に入れられず、漏れが常態化していることがあります。しかし、「服につくと汚い、と言われてしまった」「ショーツが汚れても、見られるのが恥ずかしくてつけ置き洗いできなかった」というのです。特に十代前半のときは、生理の対処も慣れておらず、服や下着に血が付いてしまうということはよくあります。そんなときに、「家族に見られるのが怖い」と思い、家の中でもそれを隠さざるをえない状況は、とても痛ましいものです。

4　性教育の不足、知識不足

生理の貧困を取材するなかで感じるのは、結局は、当事者、そして親や周囲の人の知識の不足が生理の貧困を招いている、ということです。例えば、生理用品の交換頻度を減らすことで生じるリスク、生理痛がひどいときの対処法について知らない、ということがあげられます。「学校で実用的な話をしてもらえなかった」「友だちとも話しづらい話題だし、親にも聞けない」といった声がありました。生理痛で寝込むほどなのに、鎮痛剤を飲む、温めるという対処法があることすら知らず、我慢するしかなかった、という人もいます。漏れに対しても、「夜用ナプキンや生理用ショーツがあることすら知らず、よく服を汚してしまっていた」「生理の日は、遊びに行った先で友だちの家のカーペットを汚さないよう必死だった」というのです。血の付いたショーツの扱いがわからず捨ててしまったり、生理用品をトイレに流して詰まらせてしまった、という例もあります。

本来、生理との付き合い方は、学校で習ったり、親が教えるべきことですが、それができておらず、情報が入ってこなくて孤独だった、という話も聞きます。

そして、驚いたことに、養護教諭でさえ、個人差について知識や配慮がなかったという例がありました。月経過多で漏れやすい子が、ナプキンを忘れて保健室にもらいに行ったところ、二枚ほしいと頼んだのに、「一枚という決まり。これで足りる」と言われ、昼用一枚しかもらえなかった、というのです。学校にいる長時間の間、昼用一枚で過ごせば、漏れてしまう可能性は大いにあります。もちろん経血量が少ない人もいるでしょうが、量は個人によってまったく違います。親や夫から「節約のために」という理由で、ナプキンを少ししか買い与えてもらえなかったという人もいました。母親が、自分は昼用のナプキン少量で足りたから、子どもにも少量しか用意しない、というケースもありました。必要な生理用品の量は、個人によってまったく違う、ということがもっと認知される必要があるでしょう。

さらに驚いたのが、とても裕福な家庭で育ったけれど、親の意向で鎮痛剤を買ってもらえず、婦人科も受診できなかった、という例です。鎮痛剤は身体によくない、婦人科に行けばピルを勧められるから連れていかない、という親だったそうです。経済的に自立するまでは、親の意向で選択できるケアが限られてしまうのが現状です。

生理痛や生理による諸症状は、「あって当たり前。我慢するものだ」と思い込んでいる人が多くいます。しかし、大事な行事や試験などのときに生理がかぶったら、と不安に思う子どももいます。鎮痛剤がなければ何時間も寝込む人にとっては、薬はなくてはならないものです。本人のみならず、親の知識、理解不足が与える影響は計り知れません。

生理痛や生理不順を放っておくことの危険性

生理痛や生理不順には病気が隠れている可能性があります。あまりに経血量が多い、日常生活に支障が出るほどの生理痛がある、生理が来ない無月経といわれる症状は、放置してはいけません。しかし、実際はこういった症状があっても放置した、病院に連れていってもらえなかった、という人がいます。大人になってからやっと婦人科にかかって、子宮内膜症であることが発覚し、今まで生理痛を我慢していたことを後悔した、という話も聞きます。生理の症状は個人差がありますが、我慢してはいけない症状にはどのようなものがあるのかを明確にし、思い当たるものがあれば婦人科にかかる重要性を啓蒙していく必要があるでしょう。

生理痛などの対処法として、ある程度の年齢になれば、ピルやミレーナという選択肢も出てきます。経血の量もかなり減りますし、生理痛やPMS*(月経前症候群)にも効果があります。また、ピルは無月経の治療にも使われます。生理痛が重い人は市販の鎮痛剤が効かない人もいますし、生理で日常生活に支障が出る人には有効な手段です。

しかし現状、この選択肢はハードルが高いです。ハードルの一つとして、周囲の偏見があります。ピルやミレーナは月経困難症の治療に使われるイメージがまだまだ弱く、「ピル＝避妊」という固定観念から、「ふしだら」といった印象をもつ人もいます。もちろん、避妊目的でも偏見をもたれるいわれはありません。また、「不妊になる」といったデマを信じる人もいまだにいます。誤った知識から来る偏見から、ピルやミレーナを使用させない親がいるのも事実です。生理痛や生理にかかる諸症状の軽減のために、ピルやミレーナという選択肢が、もっと知られる必要があるでしょう。

そして、もう一つのハードルは、やはり経済的な負担です。ピルは症状によっては保険も効きますし、値段の安いものもあります。ミレーナは一回装着すると五年は効果が持続するため、長い目で見れば経済的ともいえます。しかし、経済的に困窮している人からすると、やはり費用面の不安から手を出せないこともあります。今後、低所得者層への補助などの議論が進んでほしいと思います。

* PMS : premenstrual syndrome

コロナ禍で顕在化された「生理の貧困」問題

生理の貧困の問題点は、可視化されづらく、また本人が自覚しづらいことです。同性同士でも話す機会があまりないため、周囲と比較をしづらく、何が正常で、何が正常でないのか判断することが容易ではありません。

取材した当事者は、「当時は、自分が生理の貧困の状態にあるなんてまったく気づかなかった」と口を揃えて言います。最近、生理の貧困問題が報道され始め、ＳＮＳで当事者の声が投稿されて、やっと自分がおかれた状況が生理の貧困だったと気づいた、というのです。

実際、私が二〇二一年三月から生理の貧困の記事を各媒体で掲載するたびに大きな反響があり、「実は私も」という声が大量に集まりました。三十代以上の人たちから、「自分が十代のときにそうだった」という声をたくさん聞きます。

コロナ禍で非正規雇用者が雇い止め等で苦境に立たされ、多くの女性たちの収入は減少しました。それによって、生理用品を買う余裕がなくなったということは、実際大いにあるでしょう。困窮者の支援で、生理用品の配布の需要は大きいと聞きます。確かにコロナ禍によって、生理の貧困が拡大したと思います。しかし、コロナ禍以前からこの問題は存在していたのであり、コロナがたとえ収束したとしても、存在し続けることを忘れてはいけません。

「生理の貧困」の可視化により、今後どう解消されうるのか

「生理の貧困」が可視化されたことは大きな一歩です。そしてこれから、この問題がリプロダクティブヘルスライツの議論へと発展していくきっかけになってほしいと思います。リプロダクティブヘルスライツとは、「性と生殖に関する健康と権利」と呼ばれるものです。生理、妊娠、出産、中絶、避妊、不妊、性感染症、更年期障害など、女性の生涯にわたる健康の問題に関して、正しい知識のもと、自分の身体や意思を尊重し、選択する権利のことを指します。子宮がある人は、初潮に始まり、中絶、妊娠、出産、不妊治療、更年期障害など、長期にわたり痛みを経験し、また生理に関連した出費が避けられません。

今までは、女性や子宮がある人の健康に対して、本人が手綱を握ることは少なく、限られた情報のなかで主体的に選択することが難しい状況にありました。しかしこれからは、教育のアップデートはもちろん、情報にアクセスし、自分にあったケアを自分で選択していく時代になっていくことが望ましいです。生理の貧困に関する議論をきっかけに、不快さや苦痛はケアするべきものであるという啓蒙と、そのための出費を社会が負担することで軽減していくという議論が推し進められる必要があるのではないでしょうか。

今、生理の貧困という問題はバックラッシュ（ある流れに対する「反動」「揺り戻し」）の只中にあります。どんな問題でも、大きな変化が起きるときは反発がつきものです。「様々な貧困があるのに、

なぜ生理だけ特別扱いするのか」「男性ならではの出費もあるのに、女性だけ優遇するのか」という声もあります。しかし、ここまで説明してきたように、生理の貧困には様々な背景があり、この事象特有の複雑さがあります。他の貧困問題とは並列できない理由があるのです。今まで蓋をされてきた、子宮がある人の健康問題、そして子宮がある人のみ負担し続けなければならない出費について議論されていくためにも、「生理の貧困」が単体のトピックとして扱われる必要性は大いにあると考えます。

一方、女性からも、「生理について知られたくない」「放っておいてほしい」という意見もあります。その気持ちはもちろん尊重されるべきですが、生理の貧困を、当事者だけではなく、社会で取り組むべき社会問題として捉えてもらう必要があります。この問題が議論されるためには、性や生理についてオープンに話せる土壌が必要でした。これまでは、公の場で「生理」というワードを口に出すのもはばかられるような社会でした。しかし、今では国会でも「生理の貧困」という言葉が出され、テレビでも芸能人が生理について語り、アスリートも生理事情について話せるようになりました。これは今まででは考えられないことです。

生理を「いかがわしいもの」「どこかいやらしいもの」と捉える人はいます。しかし、実際はどうでしょうか？　生理はその名のとおり生理現象であり、命をつないでいくために、少なくとも今の時点では避けては通れないものです。タブー視して不可視化されてしまう世の中では、生理の貧困を解消していくための議論は進みません。

生理への無理解は、非常に深刻なものがあります。例えば、性行為をすると初潮が来るとか、生理期間中は避妊せずに性行為をしても妊娠しないなど、耳を疑いたくなるようなエピソードが寄せられています。生理のある人とない人が同じ社会で生きる以上、最低限の知識と理解は必要です。会社でも、生理休暇を申し出ると、「ズル休みではないか」という偏見があると聞きます。生理前や期間中の眠気や注意散漫、抑うつ状態を、「怠け」「自己管理がなっていない」と思う人もいます。さらに深刻なのは、コンビニ等で生理用品を持っていると、おじさんに「そんなもの、見えるように持つな！」とどなられたり、避難所で生理用品が配布されたときに「ふしだらだ」と言われた、というような、生理への無知や無理解から来るであろう言葉の暴力が向けられる事案です。

生理に関する最低限の知識があれば、これらの偏見は減らせるのではないかと思うのです。生理の貧困が社会問題化することで確実に解決に向かうでしょうし、生理への理解も進むと期待しています。そして、男性も、父親になって、娘が初潮になったとき、パートナーが生理になったとき、生理用品を買いに行けるようになってほしいものです。家族がかぜを引いたら薬を買いに行くように、常備薬を買いに行くような感覚で、生理用品を買えるといいのではないかと思います。

月経情報から知る女性の健康

吉沢 豊予子

よしざわ・とよこ◉東北大学大学院医学系研究科ウィメンズヘルス・周産期看護学分野 教授

女性は十二歳前後で初経を経験し、五十歳を過ぎた頃に閉経を迎えます。この間（人によっては一回ないし二回以上の出産経験の時期を除き）、月一回定期的に起こる月経[*1]と向き合うことになります。この期間に月経を通して得られるからだの情報は、女性自身の健康指標にもなることから、月経と真剣に向き合う必要があります。

本稿では、月経から得られる情報とはどのようなものかをまず解説します。そして、この大事なからだの情報を得るために、月経と日々どのような付き合い方が必要なのかや、ＱＯＬ[*2]（生活の質）を上げる方法について、さらに、月経ライフが脅かされる「生理の貧困」によってもたらされる健康への影響について考えます。

＊1 本書の他項では「生理」という表記を使用しているが、本稿では正式な医学用語の「月経」を用いる。
＊2 QOL：Quality of Life

月経を通して得られるからだの情報

1 無月経

無月経には、原発性無月経（十八歳になっても月経が一度もないこと。十四歳までには98％の人に発来する）と続発性無月経（一度来た月経が九十日以上ないこと［第一度無月経、第二度無月経[*3]］）があります。ここでは続発性無月経について解説します。

続発性無月経には、体重減少性無月経、いわゆる無理なダイエットによるものや、神経性無食欲症（アノレキシア、拒食症）などがあります。いずれも摂食障害が原因であり、メンタルな部分のフォローが重要になります。さらに、オリンピックとの関係からクローズアップされたのが運動性無月経です。摂取エネルギー（食事量）と消費エネルギー（運動量）のアンバランスから起こるものです。無月経が続くことで、治療により正常な月経周期をつくりづらくなり、将来子どもをもちたいとなっても難しくなることがあります。また、十代、二十代は骨密度を高める時期でもあり、この蓄えが少ないと、将来、骨粗鬆症となるリスクが高まります。

生殖年齢の女性の無月経の症状で見逃したくないのが、多嚢胞性卵巣症候群です。無月経、稀発月経（一年のうち数回しか月経がない）、月経があっても無排卵性月経であるというような月経異常が起こります。黄体形成ホルモンが異常に高い状態が続き、月経異常が起きます。インスリン抵抗性の増加（インスリン分泌増加）は、糖尿病の発症を促すとも言われています。

＊3　第１度無月経：卵胞ホルモンの分泌は確保されているが、黄体ホルモンの分泌が減少している。黄体ホルモンを投与すると月経に似た出血がある（消退出血）。
第２度無月経：卵胞ホルモンと黄体ホルモンの両方の分泌が減少している。両ホルモンを投与すると出血が起こる。

さらに、生殖年齢の女性では乳汁漏出無月経があります。出産後の授乳中でもないのに乳汁漏出を認め、無月経を伴うもので、高プロラクチン血症の状態にあります。

いずれのタイプの無月経も、放置しておくことは女性にとって健康な状態とはいえません[1]。

2 正常な月経を知る

月経周期（性周期）は通常二十五～三十八日（±六日以内）と言われています。月経が開始した日から次の月経が来た日の前日までが一月経周期となります。月経周期は、個人内でも体調によって異なります。ストレス状況が長く続くと、月経周期がいつもより長くなります。

基礎体温測定は月経周期の記録になります。月経期なのか、卵胞期なのか、黄体期なのかを、基礎体温の変化によって知ることができます。体温が上昇すると黄体期に入り、皮膚の調子や気分の落ち込み、イライラなどの精神症状があり、むくみやすくなったり、過食になったりなどの行動の変化がみられます。基礎体温を記録しておくことで、これらのＰＭＳ（月経前症候群）の症状を自分で自覚し、コントロールできるようになってくるかもしれません。

月経血の持続期間は三～七日（平均四・六日）です。一周期分の月経量はどのくらいでしょうか？一九九三年に私たちの研究グループが行ったデータを基に紹介します[2]。一周期分の月経血量は平均67・5±38・1グラムで、そのなかの血液量は平均30・2±22・9グラムでした。二〇三周期分の月経血量から割り出したものです。このなかには十代から四十代の女性がいますので、この数値には個人差、年齢、出産歴など様々な要素が含まれています。

では、月経血量は何日目が一番多いでしょうか？ 月経開始に気づいてから二十四時間を一日目とすると、一〜二日目までにはほとんどの月経血は排出されます。もし、三日目ないし四日目以降になっても生理用ナプキンに同量の月経血が付着していれば、月経血量としては多いと判断します。私たちはこれをナプキンに付着した月経血の色で判断しました。月経血量が百グラム未満の人と百グラム以上の人で経日的な色の変化を見ると、百グラム未満の人では、三日目になると鮮やかな赤色は減り、深い赤や鈍い赤に変化しました。しかし、百グラム以上の人では、三日目でも鮮やかな赤色と回答し、四日目になり深い赤や鈍い赤と判断する人の割合が増えました。月経血の粘性をみると、月経血がドロッとしていると認識している人が三〜四割いました。月経血量が多いほどこの感覚をもっている人が多いこともわかりました。また、「血の塊が出る」と回答した人は、やはり月経血量の多い人でした。

月経痛には、痛みの種類がいくつかあります。一つは、子宮がギュッと収縮するときの痛みで、強い痛みとして感じます。この痛みは、月経血を外に排出するために子宮筋層内から分泌されるプロスタグランジンに由来しています。この痛みは十代の若い人に多く、四十代の女性からの訴えは少なかったです。しかし、年々痛みが強くなり、持続するようであれば、子宮内膜症の疑いも出てきます。もう一つは、腰やおなかの重苦しい痛みです。この痛みは、骨盤内のうっ血や循環不全によるもので、中程度から弱い痛みとして感じ、月経開始から二日目くらいまで続きます。これらの情報を知識として獲得しておくことが、心身のケアにつながっていきます。

月経とどのような向き合い方をするのか

1 初経教育から学ぶこと

初経教育を行うときは、受け手が月経を否定的に受け止めないように注意を払います。月経教育には二つ目的があります。今すぐではないけれども、将来子どもを産むことができるようにからだがその準備を始めるのだと認識することと、将来子どもを産むか、産まないかは別にして、月経があるということは、女性ホルモンに守られた健康な大人の女性としての準備となり、月経は女性の健康を守るバロメーターとなっているのだと理解することです。この二つは、女性の機能としての能力の証を知ることと、健康を維持増進できるセルフケア力を育てる必要性を示しています。月経を通じて、自分自身を肯定的に受け止め、自分自身を守る力を備えることになります。今日、月経をどう受け止めるかは、女性性の捉え方やＬＧＢＴ[＊4]のトランスジェンダー（Ｆ to Ｍ）の方々にとっては深刻な問題です。月経には異なる受け止め方があることを容認することも必要です。

初経教育では、月経時の手当ての仕方を学びます。月経時に使用するナプキンやショーツには数多くの種類があります。どんなときにどんなナプキンを選ぶとよいのか、ＴＰＯに合わせて、ナプキンの表面素材・厚さ・長さ・ウィングの有無などを使い分けるセルフケア力を養っていきます。

＊4 LGBT：Lesbian, Gay, Bisexual, Transgender
レズビアン、ゲイ、バイセクシュアル、トランスジェンダーの各単語の頭文字を組み合わせた表現。性的少数者（セクシャルマイノリティ）を表す言葉の１つとして使われることもある。

最近は、漏れを防ぐためのショーツ型ナプキンや外陰部にピッタリフィットするナプキンなど、定型でないナプキンも登場しています。月経歴一年目の少女には、すぐには使い分けができません。母親、あるいはそれに代わる大人の女性が使い分けも含め教育していくなかで、月経のセルフケア力が上がっていきます。

2「生理の貧困」——ナプキンが買えないことの意味

ナプキンが購入できないということは、日常生活で月経時のケアができないことを意味します。これにより、月経時のＱＯＬが低下し、セルフケア力を身につける機会を逸しているとも考えることができます。

ナプキンの長時間使用により生じる重大な問題は、外陰部の清潔維持ができないことです。腟内は自浄作用があり、常にＰＨ４・６～５・０に保たれ菌の繁殖や感染を抑えていますが、月経血の付着したナプキンやショーツを長時間着用すると、雑菌が繁殖します。これらの雑菌は外陰部周辺のかゆみ、かぶれの原因となります。月経中でも毎日、入浴やシャワー浴をして外陰部周辺を洗い流すことが大切です。

頻回にナプキンを交換できないのであれば、ナプキンよりも長時間使用できるタンポンのほうがよいのでしょうか？ ナプキンとタンポンの一周期分の使用コストは、それほど変わらないかもしれません。日本人には、腟に異物を入れる抵抗感があるようです。腟の位置と走行についての知識をもっていると比較的楽に挿入できますが、タンポンの使用説明書を読んだだけで上手に挿入できるかというと、小学生や中学生ではハードルが高いかもしれません。タンポン使用の懸念材料としては、長時間挿入することで腟内に雑菌が繁殖し、トキシックショック症候群（TSS）[*5]を起こすことがあげられます。生理用品を節約するために一日中挿れたままにしておくと、いつの間にか忘れてしまい、そのまま数日間放置してしまうと、リスクはかなり上がってきます。

最近では、女性の健康やQOLを向上させるためのテクノロジー（技術）として、フェムテック（フィメール［女性］とテクノロジーをかけ合わせた造語：女性が抱える健康問題をテクノロジーで解決するサービスやモノ）という考え方が出現し、、新しい技術や発想で開発された生理用品などが登場しています。月経カップもその一つで、タンポンと同じように腟の中に入れて使用します。シリコン素材で、最大十二時間使用できます。腟の中で月経血を集めて、一定時間後に腟から取り出し、月経血を捨てて再利用することが可能です。素材的に雑菌の繁殖はタンポンほど多くはないとされていますが、指を使って挿入するため、長時間の使用になればなるほど雑菌が繁殖することは避けられないかもしれません。

生理は、生理用品さえあれば乗りきれるものではありません。生理に必要な出費は、個人によって大きく差があるということも、もっと認識されるべきでしょう。

＊5　TSS : toxic shock syndrome
黄色ブドウ球菌の産生する毒素が原因で、非常に短い時間で重篤な病態を引き起こす。初期症状として、突然の高熱を伴う発疹・発赤、倦怠感、嘔吐、下痢、粘膜充血などがみられる。

心身の健康が脅かされる「生理の貧困」

1 女性の貧困

「生理の貧困」は、「女性の貧困」と言い換えることができます。年収が二百万円未満の者は女性の単独世帯（未婚者）や母子世帯の割合が多く、女性の貧困者とは、母子世帯、未婚女性、離死別による単身女性と言われています。特に二十五歳までの単身女性、二十代後半から四十代の母子世帯、五十歳以上の単身女性の貧困率が高いようです[3]。

また、「相対的貧困」という言葉があります。*6 これは、「その社会的で慣習になっている、あるいは少なくとも広く奨励されている、または是認されている種類の食事をとったり、社会的諸活動に参加したり、あるいは生活の必要条件や快適さを保つために必要な生活資源を欠いている状態」をいいます[4]。

つまり「生理の貧困」とは、簡単にいえば、生殖年齢期にあり、月経周期を有する女性たちが相対的貧困に陥っており、生理用ナプキンが買えない、ということを意味しています。

2 健康格差

「生理の貧困」は、生理用ナプキンが買えないだけでなく、健康格差から健康障害を引き起こします。健康格差についてのデータ[5]を見ると、世帯所得年収を二百万円未満、二百万円以上〜六百万

＊6 貧困には「絶対的貧困」と「相対的貧困」がある。絶対的貧困とは、社会環境や集団において、肉体的に生きていくのが困難な生活水準にある状態をいい、生きていくうえで最低限必要な食糧や生活必需品、その他の基礎的な財・サービスを購入することが困難なレベルの貧困を指す。

円未満、六百万円以上に分類すると、女性で所得二百万円未満の場合、他のグループと比較して肥満割合、習慣的な朝食の欠食割合、運動習慣のない割合、喫煙割合、睡眠の質が悪い割合が高く、不健康に傾くような生活習慣となっていることがわかります。さらに、健康診断の未受診者の割合も高く、病気にかかっても受診を控える行動をとっています。

また、生活習慣病と家計支出の関連を調べたデータでは、家計支出が少なくなればなるほど心臓病や脳卒中などの循環器疾患のリスクが高くなっています[5]。このことは次世代の子どもたちにも影響を与えます。子ども時代の貧困が影響する項目として、大卒率の低下、幸福感をもつ人の割合や良い健康観をもつ人の割合の低下があげられます[6]。加えて、大人になっても貧困から抜け出せない割合が高くなっています。つまり、貧困の連鎖です。

*

女性の貧困は、生殖年齢にある、月経周期を有する女性たちに直結する問題です。経済格差が健康格差を呼び、貧困女性の健康が脅かされていることは明らかです。このことは疾病への罹患の問題ではなく、生活習慣や保健行動の問題でもあります。

私は、月経ライフの質の向上のために、月経をよく知ること、それに合わせてセルフケアができることを掲げました。いかがでしょうか？ 貧困という問題は、「セルフケアができる」という保健行動をも蝕んでいるのではないでしょうか。「自分自身を大事にするケアを、したくてもできない」という状況をなくすことから始めなければなりません。

〈引用文献〉

1 水沼英樹：基礎から学ぶ女性医学、診断と治療社、二〇二〇．

2 吉沢豊予子：第三章 月経と上手に付き合う．1 あなたの月経をチェックしアセスメントしてみよう．月経らくらく講座（松本清一 監修）、一三六～一四五頁、文光堂、二〇〇四．

3 吉沢豊予子 責任編集・著：第二章五 女性の生涯と社会の移り変わり：貧困と格差が健康にもたらすもの．助産師基礎教育テキスト 二〇二一年版 第二巻 ウィメンズヘルスケア、一〇四～一一一頁、日本看護協会出版会、二〇二一．

4 石尾 勝：貧困・社会格差と健康格差への政策的考察、日医総研ワーキングペーパー、二〇一七年九月．https://www.jmari.med.or.jp/download/WP389.pdf（二〇二一年九月九日閲覧）

5 厚生労働省：平成二六年国民健康・栄養調査報告．https://www.mhlw.go.jp/bunya/kenkou/eiyou/h26-houkoku.html（二〇二一年九月八日閲覧）

6 日本の「健康社会格差」の実態を知ろう、研究成果の報告 平成二一～二五年度文部科学省科学研究費新学術領域研究（研究領域提案型）社会階層と健康．http://mental.m.u-tokyo.ac.jp/sdh/pdf/ messagetopeople.pdf（二〇二一年九月八日閲覧）

「#生理の貧困」とSNS
――日本で起きているバッシングを考える

田中東子
たなか・とうこ◉メディア文化論・フェミニズム／大妻女子大学文学部 教授

二〇二一年のはじめ、女性が生理用品の入手に苦労する「生理の貧困」問題が話題になりました。「#生理の貧困」というハッシュタグのもと、SNS（ソーシャル・ネットワーキング・サービス）で女性たちが声を上げたことをきっかけに、ウェブや雑誌、テレビなどのメディアが大きく報じるまでに発展したのです。その結果、公的機関や学校で生理用品の無償提供を支援する地方自治体や団体も増えています。

「生理の貧困」は、近年、世界中で議論されている重要な社会課題です。例えば、イギリスでは二〇一四年に、当時大学生だった女性の始めたオンライン署名活動が実る形で、二〇二〇年、生理用品にかかる税金「タンポン税」が撤廃されました[1]。オーストラリアやインド、ドイツ、アメリカ、中南米などでも同様の税が撤廃、または引き下げになっています。生理用品の無償提供も広がりつつあります。二〇二〇年にこれを世界で初めて法律化したスコットランドをはじめ、二〇二一年にはフランス、ニュージーランドで限定的にスタートしています[2]。また韓国では、生理用品の購入費用を国が補填する動きもみられます[3]。

こうした取り組みが示すのは、現在、世界的に、女性のからだの安全や健康、権利を守るためには生理にまつわる問題の解消が必要だという認識が広がっているということです。ところが日本では、「生理の貧困」が社会課題として顕在化したとき、男性のみならず、女性からも激しいバッシングが噴出しました。

「たった数百円の生理用品を買えないのはおかしい」「スマホを持っているのに、なぜ生理用品は買えないのか」「生理用品が生活必需品というならば、男性の髭剃り用カミソリもそうだ。女性優遇ではないか」――。こうした声は、なぜ出てきたのでしょうか。その背景を分析するとともに、「生理の貧困」バッシングに潜む日本固有の問題を探っていきたいと思います。

そもそも「生理の貧困」とは

そもそも「生理の貧困」は、大きく二種類に分けられます。一つは、「物質的な貧困」です。これには、経済的な理由から生理用品が買えないケースだけでなく、国や地域によっては生理用品の生産数が少なく数自体が足りていないケース、生理用品を処理するゴミ処理施設が整っていないケースも含まれます。親がネグレクトをしていたり、シングルファーザー家庭で父親に生理に対する知識がなかったりすることで、生理用品にアクセスできない、させてもらえないケースも含まれるでしょう。

もう一つは、「非物質的な貧困」です。これは、当事者、または周囲に生理に関する知識が足りないこと、生理は恥ずべきもの、隠すべきものだといった偏見があることから、当事者が生理用品についての不足を訴えることができなかったり、その苦痛をわかってもらえなかったりするケースです。

「生理の貧困」は、これまでも世界中で潜在していた課題です。それにもかかわらず、議論の俎上に乗ることがなかった背景には、生理が長い間タブー視されてきた歴史があります。日本においても、江戸時代のように生理中の女性が穢《けが》れとして月経小屋に入れられるようなことはなくなっていても、人前で生理について話すこと、ナプキンやタンポンを持ち歩く姿を人の目に触れさせることは、依然としてタブー視される向きがあります。二〇一九年頃、生理用品ブランド「ソフィ」を販売するユニチャームが仕掛けたプロジェクト「#NoBagForMe」が問い直したのは、生理用品を購入する際に、紙袋やグレー・黒などのポリ袋に入れられ、隠されるという不文律でした。これを受け、若い女性たちを中心にSNSでは「生理は恥ずべきものではなく、黒い袋は不要」というムーブメントが起きました。

#NoBagForMe に象徴される世の中の空気の変容は、いわば「生理の貧困」が社会課題として認識されるようになった要因でもあります。特にSNS時代になって以降、若い世代の女性たちがSNSで生理についてオープンに語ったり、男性のいる場でも堂々と生理について会話したりする様子

がみられるようになっています。依然として続くタブー視と、それに風穴を開けようとする力——それらが同時に働いたからこそ、「生理の貧困」は私たちの眼前に立ち現れたのです。

取るに足らないものとして扱われてきた女性のからだ

二〇二一年になってはじめて「生理の貧困」が社会課題化したことが示すのは、これまで多くの人にとって生理が取るに足らないものとして軽視されてきたという事実です。

なぜ、女性の生理は軽視され続けてきたのでしょうか。その理由の一つは、日本における不十分な性教育だと考えます。現在、性教育先進国の北欧諸国をはじめ欧米諸国、中国や韓国などアジアの国々では、他者との関係性や多様なセクシュアリティーとジェンダー、人のからだと発達などについても学ぶ包括的性教育が行われています。しかし日本では、一九九二年に性教育が義務教育化こそされているものの、その内容は限定的で、グローバルスタンダードからは大きく後れをとっているのです。その不足が学校の外で補われることも、ほとんどありません。大多数の家庭では、生理を祝う文化はあっても、セクシャルな話題はタブー視されています。

日本では、生理の当事者である女性であっても、その仕組みや目的などについて学ぶ機会を与えられないのが実情です。そのため、生理に関する正しい知識を、男性はおろか女性までもが身につけていないのです。

女性への性差別も、生理の軽視を呼ぶ要因です。日本の社会制度や学校教育は、男性のからだの仕組みを前提にしてつくられ、その形式のまま継続してきました。いわば、日本の社会では女性のからだが人間未満のものとして扱われ、真面目に議論されることがほとんどないのです。例えば、大正時代から女性たちがたびたび声をあげ、求めてきた生理休暇は、いまだ「生理日の就業が著しく困難な場合」にのみ有給で請求できるものとされており（労働基準法第六十八条）、「令和二年度雇用均等基本調査」（厚生労働省）によれば、生理休暇中の賃金を「有給」とする事業所の割合は29・0％（平成二七年度25・5％）にとどまっています[4]。生理は女性にとってあらがうことのできないまさしく生理現象であるにもかかわらず、無条件で有給休暇を取ることも法で認められていないのです。

加えて、これまで生理にまつわる事柄が経済的に語られることがなかったことも一因でしょう。民間団体「#みんなの生理」の調査によれば、女性が生涯で生理用品に支払う金額は、最低でも四十五万円[5]。ここに鎮痛剤や生理用ショーツ、おりものシートなどの購入費、低用量ピルの処方や生理不順の治療にかかる診察費といった支出が加われば、負担は相当に大きいことでしょう。近年、女性としての身体をもつがゆえの経済的損失について世界的に語られるようになったことは、生理という極めて個別性の高い問題を一般化し、関心を集める糸口になったと考えられます。

社会で軽んじられてきた生理の問題が社会課題として顕在化したのは、経済的な視点の訴求力だけではありません。「生理の貧困」がイシュー化するのには、さらに二つの要因がありました。

一つは、二〇一〇年代、SNSの広がりと並行する形で全世界に広がっている「ハッシュタグ・フェミニズム」です。フェミニズム的な問題にまつわるハッシュタグのもとに、居住区や仕事、年齢、性別を超えて関心を寄せる人や支援者がSNSでつながり、一集団として抗議活動や問題提起を行うムーブメントです。すでにSNSという場には女性固有の問題に関する情報共有や問題提起をしてよいという雰囲気があったからこそ、「#生理の貧困」は一種のフェミニズム運動と呼べるまでに勢いづき、注目されたのです。事実、生理用品の無償提供や税撤廃といった海外の事例も含め、「生理の貧困」にまつわる問題解決に向けた歩みは、ハッシュタグを通してSNSに声と情報が集積したことが大きな後押しになっています。

もう一つは、コロナ禍で貧困の問題そのものが社会問題化したことがあげられます。貧困の問題、およびシングルマザーの貧困の問題は、以前から存在した社会問題です。しかし、経済活動が止まらざるをえなかったコロナ禍のもとで、貧困の問題はよりいっそうの深刻さを伴って人々の関心を集めました。その一つが「生理の貧困」であり、生理用品が買えないといった「物質的な貧困」が注目を集めることによって、その周辺にあった「非物質的な貧困」の問題までをもあぶり出してみせたのです。

「生理の貧困」に対するバッシングの正体

「#生理の貧困」のもとにSNS上で女性たちが集い、「生理の貧困」が社会課題であることを知らしめた二〇二一年はじめ。その声は大きなうねりとなり、テレビや新聞、ウェブメディアなどで特集が組まれたり、公共施設や自治体の窓口、学校などで生理用品の配布が行われたりと、世の中を大きく動かしました。しかし一方で噴出したのが、声をあげた女性たちに対する多くの心ないバッシングです。

そもそもコロナ禍では、差別やバッシングが熾烈化しています。新型コロナウイルス感染症の流行により人々は大きな社会不安を抱くようになりました。未知のウイルスの恐怖に加え、奪われた日常がいつ戻ってくるかもわかりません。国内経済の悪化の影響を受け、収入減や失職を経験している人もいるでしょう。匿名性の高いＳＮＳはストレスのはけ口となりやすいのです。

そのことを踏まえたうえで「生理の貧困」に関するバッシングを見ていくと、大きく二つのパターンに分類できることがわかります。一つは、「スマホを持っているくせにナプキンを買えないなんて嘘だろう」「スタバやタピオカを飲む金があったらナプキンを買え」といった、新自由主義的な自己責任論のバッシングです。自己責任論者たちは、社会には公助も共助もなく、自助のみで生きていくのだという強烈なイデオロギーをもっており、自分自身を養う能力のない人を激しく攻撃します。そのため、これまでも生活保護受給者や貧困シングルマザーがその標的になってきました。

こうした声が的外れなのは、単純に消費を控えるだけで「生理の貧困」が解決できると思い込んでいることです。「生理の貧困」の解決には、物質的な貧困のみならず、非物質的な貧困のどちらも解決する必要があるのに、それを理解できないのです。

もう一つのパターンは、性差別的なバッシングです。女性に対する差別意識があったり、生理そのものに対して、また女性のからだが日本社会の中で不利な立場におかれているという不平等に対して無知であったりするがゆえに巻き起こる中傷です。具体的には、「また女性だけが優遇されている」「女性の生理に補助が出るなら、男性の性欲処理にも補助を出せ」といったものがあげられます。

性差別的なバッシングをするのは、男性ばかりではありません。日本では学校教育のなかで人間のからだや生理現象に関して医学的な正しい知識を教わる機会がほとんどないことから、女性もまた女性のからだに対して無知な傾向にあります。そのため、女性も男性も、経験したり直面したりする現実は性に応じて一つではない、という当たり前のことを認識できていない人が意外に多いのです。だからこそ、非常に個別性の高い生理という現象に対して、女性までもが、自らが経験していない出来事はすべて「嘘」だという短絡的な発想に陥り、他者の経験や苦しみを否定することがあるのです。

自己責任論と性差別は、日本におけるバッシングによくみられるパターンです。多様性の低い日本社会の観念をすり込まれて成長してきた私たちは、誰しも健常な男性を起点にした差別意識を潜在的にもっています。つまり、SNSで反射的にリプライを飛ばし、無意識的に同様のバッシングをしてしまう危険性を伴っているのです。どんな人でも、何か理解できないイシューに出合ったときは、思い込みで物事を判断するのではなく、今これがなぜ社会問題と言われているのか、立ち止まって考えることが必要なのでしょう。

＊

貧困家庭の問題、シングルマザーの貧困問題、非正規雇用の脆弱性、エッセンシャルワーカーの賃金問題……。コロナという非常事態は私たちを日常から切断し、もともと日本社会の日常に埋め込まれていた様々な問題を顕在化させました。「生理の貧困」もまたその一つです。

「生理の貧困」が存在しないものとして扱われてきたこと、そして社会課題として認識されてもなおバッシングを受けてしまうことの一番の原因は、生理についての知識のなさと、女性の生理現象である生理を不浄なもの、穢れたもの、語ってはならぬものとする風潮です。「生理の貧困」が物質的な貧困と非物質的な貧困から成り立っている以上、この社会課題を解決するためには、経済的な支援だけでなく、生理について語ることのタブーに挑戦していかねばならないでしょう。

では、これから私たちは生理についてどう語り、どう課題解決をはかるべきなのでしょうか。注意したいのは、生理が生殖にかかわる問題だということです。つまり、国にばかり解決策を求めていると、「生産性」という観点から女性の生殖機能に国家が介入することにもなりかねません。私たちに求められるのは、地方自治体や教育現場、医療の場、ローカルなグループといった様々な単位で、足元で起きている一人ひとりの問題を問い直していくことです。自分自身、または隣人たる誰かの視点に立ち、女性一人ひとりの人権、女性一人ひとりの健康を向上するという観点から議論していくことが大事なのではないでしょうか。

（取材・構成　有馬ゆえ）

〈引用文献〉

1 「生理用品には課税しません！」海外ではどう実現?、NHKクローズアップ現代＋．
https://www.nhk.or.jp/gendai/comment/0020/topic024.html（二〇二一年九月一五日閲覧）

2 國崎万智：ナプキン買えず授業を欠席…生理用品を無料で提供．「生理の貧困」対策、海外で相次ぐ、HUFFPOST.
https://www.huffingtonpost.jp/entry/story_jp_603c8590c5b601179ebeaeb5（二〇二一年九月一五日閲覧）

3 稲葉結衣：韓国政府が生理用品のサポート開始．ナプキン代わりに「靴の中敷き」使用のツイートがきっかけ、ランドリーボックス．
https://laundrybox.jp/magazine/korea-periodpoverty/（二〇二一年九月一五日閲覧）

4 厚生労働省：「令和二年度雇用均等基本調査」の結果概要、令和三（二〇二一）年七月三〇日．
https://www.mhlw.go.jp/toukei/list/dl/71-r02/07.pdf（二〇二一年九月一五日閲覧）

5 生理用品を軽減税率対象にしてください！（#みんなの生理）、change.org.
https://www.change.org/p/ 生理用品を軽減税率対象にしてください - みんなの生理 - 生理の貧困（二〇二一年九月一五日閲覧）

タブー視されてきた「生理」が語られる時代に

田中 ひかる

たなか・ひかる◉歴史社会学者

私は、生理用品の歴史や月経観に関する本を何冊か出している関係で、月経についてメディアの取材を受けることが多いのですが、二〇二一年に入ってからは、その九割以上が「生理の貧困」に関するものです。これは、この問題に対する社会の関心が、とても高いということを示しています。それ以前、二〇一九年から二〇二〇年にかけては、「生理がオープンに語られるようになったこと」について、ウェブメディア、新聞、雑誌からの取材が立て続けにありました。つまりこの時期に、月経に対するタブー視が薄れ、話題にしやすくなったといえます。「生理の貧困」が可視化され、問題視されるようになった背景には、こうした月経ついて語りやすい、声を上げやすい環境ができていたことも関係しているのではないでしょうか。本稿ではこうしたことに加え、「生理の貧困」対策の現況と今後の課題について、私見を述べたいと思います。

世界的な「生理の平等化」の流れ

「生理の貧困」とは、「生理があるにもかかわらず、生理用品を入手できない状態」のことを指します。経済的な理由で生理用品を買えない状態はもちろん、子どもが保護者から生理用品を買い与えられない状態なども含まれます。

「ネグレクトによって生理用品が与えられない状態を『貧困』とは言わない」と意見されることがありますが、『広辞苑』で「貧困」を引くと、「乏しく欠けること」と出ていますから、言葉の誤用ではありません。また、もっと広い意味で、月経にまつわる不自由な状態すべてを「生理の貧困」という言葉で表すこともありますが、本稿では「生理用品が入手できない状態」について書きたいと思います。

日本では、コロナ禍によって「生理の貧困」が注目されるようになりましたが、諸外国ではすでに数年前から、経済的な理由で生理用品を買うことができず、ボロ切れや靴下などで代用している女性たちがいることが問題視され、解消しようという動きがみられました。例えば、アメリカでは、二〇一九年一〇月にナディア・オカモトさんが立ち上げた「PERIOD（ピリオド）」という団体が中心となり、「生理の平等化（月経をタブー視せず、月経のある誰もが生理用品を入手できる状態にすること）」を目指すデモが各地で行われました。また、それ以前から、生理用品に課される税を軽減しよう、あるいはなくそうという動きが各国でみられ、ケニア（二〇〇四年）やカナダ（二〇一五年）、インド（二〇一八年）などでは非課税となっています。

日本では、消費税が十パーセントになった際、任意団体「#みんなの生理」が「生理用品を軽減税率対象に！」という署名活動を立ち上げ、今も継続しています。[*1] 生理用品にかかる費用を明確に「負担」と捉え、社会的に解決すべき問題として提起したことは画期的でした。

当時、私はといえば、ネグレクトによって生理用品を与えられない子どもたちの存在は問題視し、解決したいと考えていましたが、生理用品の軽減税率化や無償配布といった発想はありませんでした。「#みんなの生理」は、署名活動を継続しながら、今まさに目の前にある「生理の貧困」に具体的に取り組んでいます。

「第三次生理ムーブメント」の影響

日本における「生理の貧困」が可視化された直接のきっかけは、コロナ禍による「女性の貧困」の深刻化ですが、その数年前から起きていた「第三次生理ムーブメント（生理ブーム）[*2]」の影響も大きかったと思います。

第三次生理ムーブメントとは、ひと言で言えば「生理についてもっとオープンに語ろう」という動きのことで、漫画や映画、生理用品メーカーのキャンペーンなどが後押ししました。例えば、二〇一七年一月からウェブマガジン『オモコロ』で連載された小山健さんの漫画『ツキイチ！生理

＊1　署名活動は p.46 の引用文献 5 に掲載の URL からアクセスできる。
＊2　第一次生理ムーブメントは、公に「血穢」が否定され、西洋医学に基づいた月経観が形成された明治時代。第二次生理ムーブメントは、使い捨てナプキンが発売された 1960 年代。

ちゃん』は、月経に理解を示す漫画として、おもに女性たちから熱烈に支持されました。KADOKAWAから単行本の『生理ちゃん』が刊行され、手塚治虫文化賞短編賞を受賞し、二〇一九年秋には、二階堂ふみさんの主演で実写映画化もされました。月経に対する描き方が一辺倒であるという批判もありましたが、「生理ちゃん」がムーブメントのきっかけとなったことは間違いありません。

同じ頃、ファッションデザイナーで実業家のハヤカワ五味さんが、生理用品セレクトショップ「illuminate（イルミネート）」の立ち上げを宣言し、ポップアップショップを展開、二〇一九年六月に、ユニ・チャームとともに「#NoBagForMe（ノーバッグ フォー ミー）」プロジェクトを開始しています。「#NoBagForMe」は、直接的には「生理用品を購入する際の紙袋や不透明袋（中身が見えない袋）は不要」ということを意味しますが、もっと広く、生理用品の扱い方にも選択肢があるというメッセージだといえるでしょう。これをきっかけに、生理用品を隠したり、恥ずかしがったりする必要はないと認識を改めた人も少なくありません。その後、レジ袋自体が有料となったこともあり、生理用品を不透明袋に入れるか否かという議論はなくなりましたが、生理用品メーカーによる大掛かりなキャンペーンは、日本社会の月経観に大きな影響を与えたのではないでしょうか。

また、日本におけるムーブメントの背景に、世界的な「生理の平等化」の動きがあったことはすでに述べたとおりです。ほかに、国内外を問わないフェムテック市場の拡大、SNSの発達によって女性たちが声を上げやすくなったことも、関係しているといえるでしょう。

こうしたムーブメントを受けて、まずウェブメディアや女性誌が、続いて新聞や男性誌が次々と月経に関する記事を特集しました。二〇一九年一一月には、朝日新聞と日経新聞の一面の見出しに相次いで「生理」という文字が登場しましたが、これは一昔前では考えられなかったことです。このこと自体が「事件」として、週刊誌の記事にもなりました。そして、これらの記事を書いた記者たちのほとんどが女性でした。メディアに女性が増え、積極的に月経というテーマを取り上げたことも、ムーブメントの大きな推進力となりました。

いずれにしても、第三次生理ムーブメントによって、月経は「隠すべきこと」「恥ずかしいこと」という意識が薄れ、月経をめぐる問題は、社会全体で考えるべきだという認識が広まりました。

「月経不浄視」の歴史

それにしてもなぜ、月経は長い間「隠すべきこと」「恥ずかしいこと」とされてきたのでしょうか。一つは「血穢《けつえ》（経血の穢れ）」に基づく「月経不浄視（月経タブー視）」の影響です。世界の主要な宗教が、女性は月経があるがために穢れた存在であると説いており、今も世界各地に月経不浄視に基づく慣習が残っています。

日本では、平安時代に『貞観式』（八七一年）や『延喜式』（九二七年）において「血穢」が規定され、月経が不浄視されるようになりました。その後、各神社が作成した服忌令（神社域を穢さないための私的規則集）や、室町時代に大陸からもたらされた「血盆経」という偽経によって、月経不浄視が一般社会に広まりました。「血盆経」信仰とは、女性は月経や出産の際、経血で地神や水神を穢すため、死後、血の池地獄に堕ちるが、「血盆経」を唱えれば救済されるという教えのことで、仏教各宗派が女性信徒を獲得するために唱導を行いました。

月経不浄視に基づく慣習で最もよく知られているのが、月経中の女性を隔離する「月経小屋」の慣習です。このほか、「穢れ」は火を介してうつるという考えから、月経中の女性の食事は別につくり、離れて食べるという「別火」の慣習や、月経中の女性の乗舟禁止、漁具への接近禁止といった慣習も全国的にみられました。

戦後も使われていた「月経小屋」

月経不浄視やそれに基づく慣習は、一八七二（明治五）年に太政官から出された法令によって正式に廃止されます。平安時代に月経が「穢れ」と規定されてから、実に千年後のことでした。日本の近代化に貢献するためにやってきたお雇い外国人から、廃止を求められたと言われていますが、そうでなくとも、明治新政府は「富国強兵」を達成するために、生殖のための重要な生理現象である月経を蔑《ないがし》ろにはできなくなったのです。当時を知る人たちの聞き書きからは、月経小屋の慣習が廃止されていく様子がうかがえます。

「人間がたっしゃになったか、神様がヘボくなったか、タヤ［引用者注・月経小屋］におらいでもよくなったのは、神様が往生して罰をあてなくなったのだろう」「明治の中頃、世の中が文明開化になって、コヤのとき［引用者注・月経のとき］にも母屋で食事をするようになった。はじめのうちは、おとましいようで心がとがめた[1]」。

一方で、昭和の終戦頃まで月経小屋を使用し続けていた地域も少なからずあり、戦後、一九六〇年代まで使われていた地域もあります。使い方には変化がみられ、経血を処置するときだけ利用するといった限定的なものになっていきました。おそらく、この時期に現在のような使い捨て生理用ナプキンが登場し、経血処置が格段に楽になったことが影響していると考えられます。

また、月経小屋と産小屋は兼用である場合が多かったのですが、一九六〇年代になると病院や助産院での施設分娩が増えます。産小屋としての使用頻度が減ったことが、小屋自体の必要性を失わせたのかもしれません。

しかしながら、月経不浄視がなくなったわけではありません。民俗学者の谷川健一さんが一九七〇年代に行った調査によれば、かつて月経小屋の慣習があった敦賀では、隔離の慣習こそなくなっていたものの、月経中の女性は戸口の敷居に腰かけて食事をし、その後、水や湯で身を清めていたそうです。

生理用ナプキンの登場

一九八〇年代に行われた月経に関するアンケート調査からも、初経を機に母親から娘へと月経不浄視が受け継がれていたことが読み取れます。回答者の年齢と、「生理バンド」という言葉から、これらが生理用ナプキン登場の少し前のことだということがわかります。

「母は、私をトイレの前にタライをもって連れていきました。まず私に塩を振り、次いで『洗濯はここでするように。陽の当たるところでしてはいけない。ケガレテイルのだから』と言いました」(回答当時五十二歳)。「生理は不浄という意識が強くて、母親も先生も生理用品の始末について、厳重に人にけどられないようにと言った。また、生理バンドの洗濯物は上からおおいをして、かくしていた」(回答当時三十二歳)[2]。

日本で月経不浄視が急速に解消されるのは、使い捨て生理用ナプキンが発売された一九六〇年代です。一九六一年に元祖生理用ナプキンを発売したアンネ社は、生理用品を発売するにあたり、「月経は当たり前の生理現象であり、恥ずべきこと、忌むべきことではない」という広告を次々と打ちました。

二年後には現在のユニ・チャームも生理用ナプキンの製造、販売を開始します。生理用品メーカーが新聞や雑誌に広告を出したり、ラジオやテレビコマーシャルを行ったりすることで、月経に付せられてきた「穢れ」「汚い」「暗い」「陰鬱」などのイメージが一気に解消されたのです。

今も「血穢」を理由とした「女人禁制」が存在することから、月経は「忌むべきもの」という考え方が、完全に払拭されたわけではありません。しかしながら、月経不浄視を念頭に、月経は「隠すべきこと」と考える人は少数派でしょう。

現在、月経を「隠したい」「恥ずかしい」と考える最大の理由は、それが「シモのこと」、性に関することだからではないでしょうか。「月経は単なる生理現象なのだから、恥ずかしがるのはおかしい」という意見もありますが、羞恥心にも個人差があります。そこを蔑ろにしては、月経にまつわる問題の本質的な解決ははかれません。「生理の貧困」対策についても同じです。「恥ずかしい」と感じる人ほど、必要な情報にたどりつけない恐れがあるので、羞恥心を念頭においた対策が望まれます。

生理用品無償配布の開始

前述のように、一九六〇年代に生理用ナプキンが登場した際に、従来の月経不浄視は劇的に解消しましたが、それでもやはり月経は女性だけの問題、女性だけの話題とされてきました。

それがここ数年の第三次生理ムーブメントによって、社会全体で考えるべきだという認識が広まり、そこへコロナ禍が重なり、「生理の貧困」がクローズアップされるようになりました。同時に、海外から「生理用品の無償配布」のニュースが次々と入ってくるようになります。

早い時期から「生理の貧困」が問題視されていたイギリスでは、二〇二〇年一月にイングランドの小中学校が生理用品の無償配布制度を導入、一一月にはスコットランドで、生理用品を必要とするすべての人へ無償提供を行うという法案が可決されました。二〇二一年二月にはニュージーランドが無償配布を決定、フランスは大学生への無償配布を決めました。

こうしたなか、二〇二一年三月一五日に国内でいち早く生理用品の無償配布を始め、大きく報道されたのが東京都豊島区です。「#みんなの生理」からの情報提供や、区議会からの要望などを受けて、三月九日に防災備蓄用の生理用品を配布することを検討、一〇〜一一日には配布時に使用する袋やシールなどを注文し、配布時に必要な掲示物などを作成しました。一二日午前には袋やシールなどが納品され、午後には袋詰めが終わり、本庁舎の「女性相談」窓口、「男女平等推進センター」「社会福祉協議会」など各配布場所へ発送するとともに、無償配布について区のウェブサイトと公式ツイッターで周知しています。

「生理用品をください」と言い出しづらい人のために、提示するだけで受け取れるミモザのイラストをあしらったカードも用意されました。こうした配慮が「月経は恥ずかしいもの」という考え方を助長するという意見もあるかもしれませんが、ほしい人に生き渡らなければ意味がありません。くどいようですが、こうした羞恥心に配慮した工夫は必要です。

もちろん、「恥ずかしいこと」「隠すべきこと」といったタブー視をなくしていくことも大事ですので、自治体は「生理の貧困」対策とは別に、公立小学校における性教育（初経教育）の内容を確認し、改善していくべきでしょう。

東京都豊島区の先進的な取り組み

豊島区では、大学や企業が多いという立地を考慮し、配布対象は区民に限定せず、配布時の本人確認もしませんでした。一袋に、30個入りの生理用ナプキン一パックのほか、アルファ米一パック、長期保存のできるクラッカー26枚入り一パックとビスケット15枚入り一パックがセットされました。本人確認がなく、生理用品以外のものもセットされているという点で、受け取りやすいと感じた人が多かったのではないでしょうか。

ツイッターの影響は大きく、当初準備していた230セットは配布二日目にはなくなり、急遽追加を準備。民間団体とも連携し、三月一五日から十二日間で合計962セットが配布されました。

利用者からは、「子どもたち優先でお金を使いたいので、どうしても生理用品等、自分だけに使うものは後回しやギリギリでの買い物となることが多く、大変助かります」「子どもが多いと生理用品がたくさん必要です。毎月買っています。これからもよろしくお願いいたします」[3]といった声が寄せられました。

こうした生の声は、「一パックわずか数百円のナプキンが買えないほど貧しい人がそんなにいるわけがない」といった批判が、見当違いだということを教えてくれます。一パックあたりの値段が安くても、チリも積もれば高くなりますし、ナプキン代が浮けば、その分を食費などにまわすことができます。生理用品の無償配布は、経血処置を助けるだけではなく、生活の最低ラインを確保するための非常に有効な手段といえます。

　続いて豊島区は、子どもたちが直接受け取れるように、区立小中学校の保健室や女子トイレにナプキンを設置することも始めました。子どもの場合、無償配布に関する情報を受け取ることができなかったり、窓口まで行くことができなかったり、恥ずかしくて言い出せなかったりすることもあるので、こうした方法は有効です。

　ところで、あまり知られていませんが、福島県の西郷村と沖縄県宜野湾市も、豊島区と同じ日に生理用品の無償配布を始めています。西郷村は、唯一の女性村議会議員の提案で、本庁舎や文化センターなどの女性用トイレにナプキンを設置することが決まりました。意思決定機関に女性がいることの重要性を実感する出来事です。

全国５８１の自治体が無償配布

　豊島区に続き、全国の自治体が次々と生理用品の無償配布を始めます。内閣府男女共同参画局が行った調査[4]によれば、二〇二一年五月一九日時点で２５５の自治体が、さ

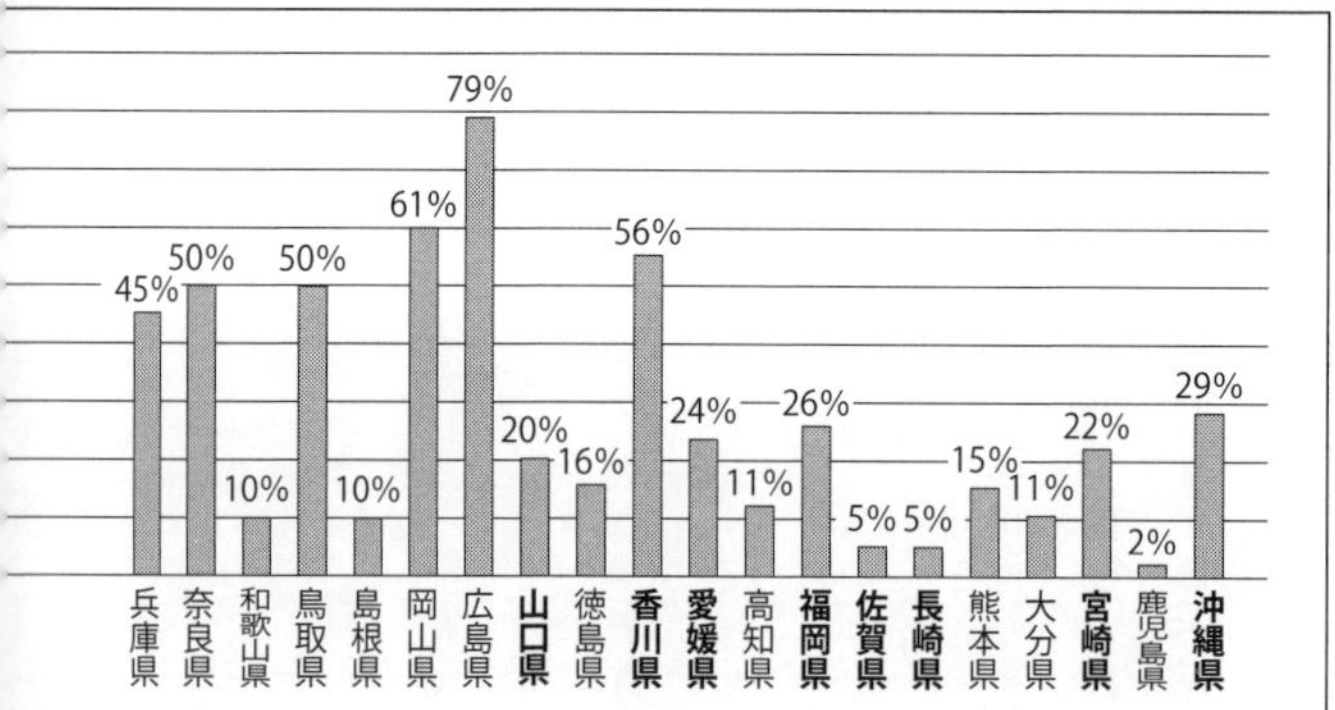

（第２回調査 2021 年 7 月 20 日時点、内閣府男女共同参画局）

らに二か月後の七月二〇日時点では581の自治体が、同様の取り組みを実施、あるいは実施を検討するに至っています。

都道府県別の実施および実施検討の割合（**図**）を見ると、広島県が79％と最も高く、東京都（76％）、神奈川県（74％）、埼玉県（72％）、石川県（70％）と続きます。東京都と石川県は、それぞれ都と県も実施主体となっており、東京都は、都立高校や特別支援学校など250以上あるすべての都立学校の女子トイレに生理用品を設置することを決めました。

逆に割合が低い都道府県は、鹿児島県（2％）、北海道（4％）、長崎県（5％）、佐賀県（5％）、富山県（6％）などです。九州地方と東北地方が比較的低い割合となっています。「生理の貧困」状態はどの地域にもあるはずなので、おそらく住民の声の上げやすさ、意思決定機関における女性の割合などが、対策の有無に影響を及ぼしていると考えられます。この調査の後も対策を始める自治体が増えているので、最終的には差がなくなっていくのではないでしょうか。

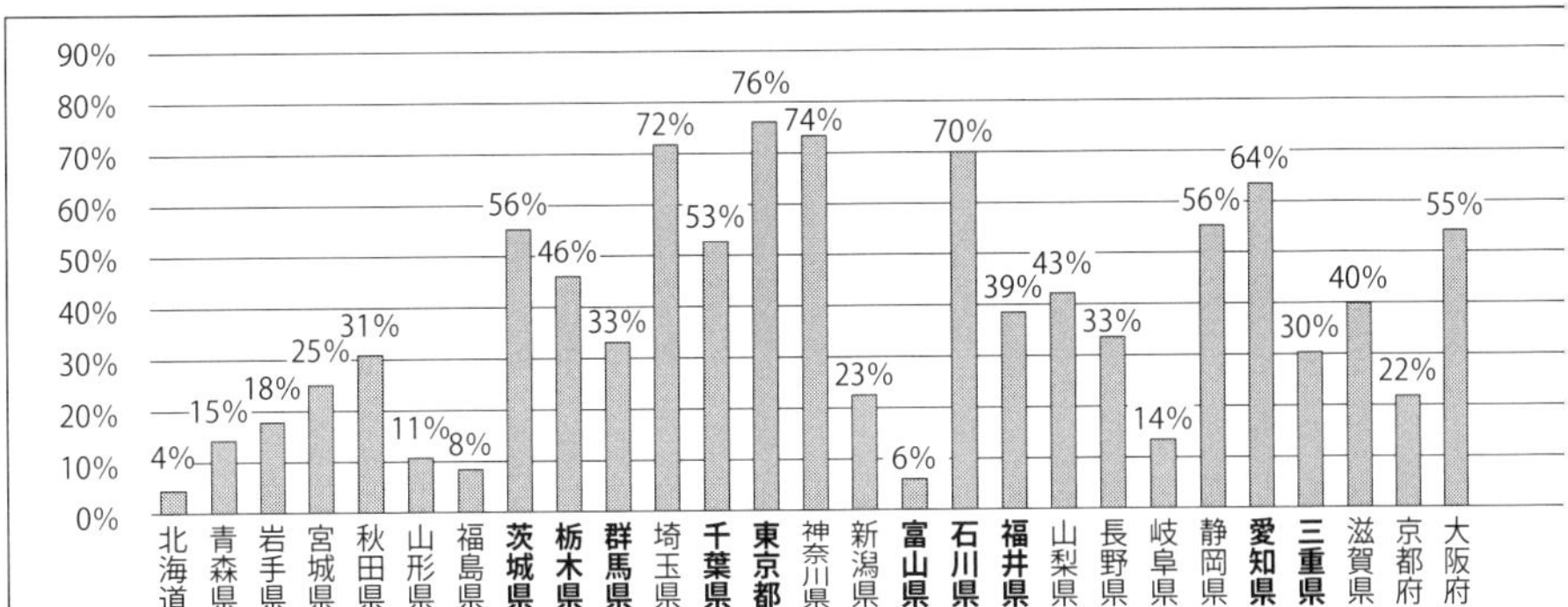

※「生理の貧困」にかかわる取り組みを実施している地方公共団体数を、管区市区町村数＋1で除して算出（市区町村数は2021年7月20日時点）／実施主体に都道府県を含む場合、都道府県名は太字にしている。

図　各都道府県の「生理の貧困」にかかわる取り組みの実施割合

今後は広義の「生理の貧困」対策へ

内閣府男女共同参画局の調査からは、「生理の貧困」対策を入り口として、「女性の貧困」対策、その他の「女性」あるいは「貧困」にかかわる問題の解決につなげていこうとする動きも見られます。例えば、「生理用品の配布時に生活支援相談窓口や女性相談窓口など、各種相談窓口に関する情報を掲載したチラシやリーフレットをあわせて渡し」たり、「困りごとや悩みがないか、声かけを行っ」たりした結果、「電話や来庁での相談があった」、「新型コロナウイルス感染症の影響による収入の減少を訴えたため、緊急小口資金や総合支援資金の貸付を行っている社会福祉協議会を案内した」といった対応が行われています。

言うまでもありませんが、「生理の貧困」はコロナ禍によって顕在化したにすぎず、それ以前から存在しました。したがって、コロナ禍が過ぎ去っても継続的な支援が望まれます。家計とは関係なく起こりうる「子どもの生理の貧困」の実態調査や、家庭内の見えづらい問題をどのように支援につなげていくかといった議論も必要です。

「生理の貧困」対策は始まったばかりです。ブームのように便乗してくる企業やサービスも散見しますが、それらは淘汰されるでしょう。「生理の貧困」は乗っかるものではなく、解消すべきものです。

今後、日本では広義の「生理の貧困」、つまり生理にまつわる困った状態を誰もが解消できるような社会が目指されるのではないでしょうか。一方で、海外にはまだ、生理用品がなく、月経小屋に隔離されている人たちが大勢います。月経に限ったことではありませんが、同じ生理現象がもたらす負担が環境によって大きく異なるという理不尽から、目をそらさずにいたいと思います。

〈引用文献〉

1 瀬川清子：女の民俗誌—そのけがれと神秘、東京書籍、一九八〇.

2 「女たちのリズム」編集グループ 編：女たちのリズム—月経・からだからのメッセージ、現代書館、一九八二.

3 佐藤草平：庁内横断組織が率先し〝生理の貧困〟対策などの女性支援に注力、月刊ガバナンス、ぎょうせい、二〇二一年八月号.

4 内閣府男女共同参画局：生理の貧困.
https://www.gender.go.jp/policy/sokushin/kenko/periodpoverty/index.html（二〇二一年九月一五日閲覧）

5 前掲4

〈参考文献〉

◎ 特集：自治体組織の危機対応と職員のモチベーション、月刊ガバナンス、ぎょうせい、二〇二一年八月号.

a different perspective

生理の貧困を「僕たち」の問題にできるか

河野 真太郎　英文学／専修大学教授

「生理の貧困」に対する生理用品の無償化という解決方法は、たちまちに男性の一部からのミソジニー的な反応を引きつける。「不公平」であるという反応だ。女性であるというだけで、税金なりを使って生理用品を無料で配るのは、不当な女性優遇だ、という反応である。

ただ、そのような主張をする男性は、自分たちがミソジニー的であることを否定するだろう。差別の意図はない、と。だがこの、自分は差別をしていない、公平性についての話をしているのだ、という主張は、現代の差別の基本的なモードである（これについては、高史明『レイシズムを解剖する』〔勁草書房〕を参照）。つまり、女性／在日朝鮮人／障害者等々が「劣った存在である」といった旧来的な差別感情を自分はもってはいない。そうではなく、マイノリティであるというだけで「優遇」されるのが不公平だと言っているのだ、という論法である。

私はここに、近年の「緊縮マインド」の発動を見る。つまり、生理用品無償化をめぐって、「生活保護バッシング」とそっくりの反応が出る――「生理用品が買えないのに化粧品は買えるのか」というのは、「生活保護を受けているのに住む家がちゃんとある」という言いがかりにそっくりである――のを目にするとき、先ほど述べた「ミソジニー的反応」の根は広く深いと痛感する。このような緊縮マインドの論理は、「自分は差別をしているのではなく、公平性を求めているのだ」という先述の論理と一体のものだ。

生理の貧困の問題は、私たちの社会をめぐる思考のクリティカルな部分に触れているだろう。そこで問題になっているのは基本的な生存権の問題なのだが、それが「公平性」の問題にすり替えられる。おそらくここに起こっている抵抗は、ベーシック・インカムといったアイデアに対して起こる抵抗に似ているだろう。「働かざる者食うべからず」という、あの抵抗だ。この抵抗を乗り越えることが、求められている。その乗り越えは、まさに「僕たち」自身の問題だろう。

column

ユニ・チャーム発

企業向け研修プログラム「みんなの生理研修」

生理時の不調は個人差が大きく、同じ女性でも他人のつらさを理解することは難しいものです。まして男性は、自分が経験していない生理について、それが女性にもたらす心身の苦痛や煩わしさを想像することは困難でしょう。また、職場で生理の話をすることに対して、あまり抵抗を感じないという女性もいますし、すごく躊躇するという人もいます。このように生理は人によって“100人100通り”。「生理の貧困」問題の根っこの部分には、このような個人間の「わかり合えなさ」があるように思えます。

ユニ・チャーム株式会社の生理用品ブランド「ソフィ」が推進している「#NoBagForMe」プロジェクトでは、生理にまつわる知識向上と相互理解を目的に、2020年に企業向け研修プログラム「みんなの生理研修」を始めました。特徴は、女性だけでなく“男性も一緒に”研修を受けられること。「なぜ生理があるのか」といった基本的な知識を始め、生理にまつわる様々な不調、特に病気が隠れているケースについて男女が一緒に学ぶことで、“体調について相談しやすい職場環境づくり”に役立てることを目的としています。男性は女性の部下の健康マネジメントに活用でき、女性は自分のカラダと向き合い、生理期間を少しでも快適に過ごせるよう、自分に合った適切なケアを見つけるきっかけにできます。

研修カリキュラムは、「生理や女性の健康に関する知識」パートと、「生理ケアの選択肢」パートの２部構成で、それぞれ20分程度の動画を視聴します。

◎「生理や女性の健康に関する知識」→生理の仕組み、生理にまつわる不調とそのケア、女性特有の健康課題について学ぶ。
◎「生理ケアの選択肢」→様々な生理ケアの種類、正しい使用方法を学ぶ。

研修受講者の満足度は、「非常に満足」「やや満足」あわせて90％で、男女差はほぼないとのこと。研修後、生理休暇の導入や女性用トイレに生理用品を設置した企業もあるそうです。

企業で働く女性が増加している今、生理に関連した心身の不調を知り、そこに寄り添ったサポート体制を整えていくことは、企業にとって取り組むべき課題の一つです。生理のある人もない人も、みんなで働きやすい職場環境を整えていくことが重要なのです。

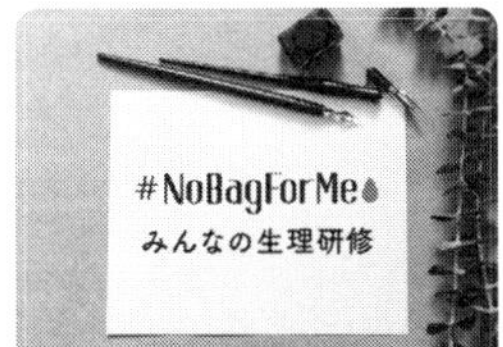

企業向け研修プログラム「みんなの生理研修」
https://note.com/nobagforme/n/na786762ff479
上記URLに記載の申込フォームより応募できます。

「Nursing Todayブックレット」の発刊にあたって

日々膨大な量の情報に曝されている私たちにとって、一体何が重要でどれが正しく適切なのかを見極めることがますます難しくなってきています。

そこで弊社では、看護やケアをめぐりいま社会で何が起きつつあるのか、各編集者のさまざまな問題意識（＝テーマ）を幅広くかつ簡潔に発信していく新しい媒体、「Nursing Today ブックレット」を企画しました。

あえてウェブでもなく、雑誌でもなく、ワンテーマだけの解説を小冊子にまとめる手段を通して、医療と社会の間に広がる多様な課題について読者の皆さまと情報を共有し、ともに考えていくための新たな視点を提案していきます。

（二〇一九年六月）

●

本書についてのご意見・ご感想、著者へのメッセージ、「Nursing Today ブックレット」で取り上げてほしいテーマなどを編集部までお寄せください。 https://jnapcdc.com/BLT/m/

Nursing Todayブックレット・14

#《ハッシュタグ》生理《せいり》の貧困《ひんこん》

——#Period《ピリオド》Poverty《パヴァティ》

二〇二一年一一月一日 第一版 第一刷発行 〈検印省略〉

著　者　#みんなの生理《せいり》（福井《ふくい》みのり）・ヒオカ《ひおか》・吉沢豊予子《よしざわとよこ》・田中東子《たなかとうこ》・田中《たなか》ひかる・河野真太郎《こうのしんたろう》

発　行　株式会社 日本看護協会出版会
〒一五〇-〇〇〇一東京都渋谷区神宮前五-八-二
日本看護協会ビル四階
〈注文・問合せ／書店窓口〉
電　話：〇四三六-二三-三二七一
FAX：〇四三六-二三-三二七二
〈編集〉電話：〇三-五三一九-七一七一
〈ウェブサイト〉https://www.jnapc.co.jp

デザイン　Nursing Todayブックレット編集部

印　刷　日本ハイコム株式会社

 ISBN978-4-8180-2364-2